Carlos Michel Lopez Rodriguez

Importancia del diagnostico precoz en el cancer de mama

Carlos Michel Lopez Rodriguez

Importancia del diagnostico precoz en el cancer de mama

El diagnostico precoz del cancer de mama salva vidas

Editorial Académica Española

Imprint
Any brand names and product names mentioned in this book are subject to trademark, brand or patent protection and are trademarks or registered trademarks of their respective holders. The use of brand names, product names, common names, trade names, product descriptions etc. even without a particular marking in this work is in no way to be construed to mean that such names may be regarded as unrestricted in respect of trademark and brand protection legislation and could thus be used by anyone.

Cover image: www.ingimage.com

Publisher:
Editorial Académica Española
is a trademark of
Dodo Books Indian Ocean Ltd. and OmniScriptum S.R.L publishing group

120 High Road, East Finchley, London, N2 9ED, United Kingdom
Str. Armeneasca 28/1, office 1, Chisinau MD-2012, Republic of Moldova, Europe
Printed at: see last page
ISBN: 978-620-2-16853-3

IMPORTANCIA DEL DIAGNÓSTICO PRECOZ EN EL CÁNCER DE MAMA.

Autor: Dr. Carlos Michel López Rodríguez *

Tutor: Dr. Juan Manuel Hernández Pérez **

* *Especialista de Primer Grado en MGI. Residente de Cuarto año de Cirugía General. Máster en Urgencias Médicas. Profesor Instructor.*

** *Especialista de Primer Grado en Cirugía General. Profesor Auxiliar.*

RESUMEN.

<u>Introducción:</u> El cáncer de mama continúa siendo una de las neoplasias más frecuentes en Cuba y el mundo. La existencia de programas de detección precoz mediante la pesquisa activa de mujeres sanas, ha elevado la proporción de casos que se diagnostican en estadios 0 y I, considerándose por tanto un cáncer prevenible y curable. <u>Objetivo:</u> Determinar la realización del diagnóstico de cáncer de mama en las pacientes atendidas en el Hospital Docente Clínico Quirúrgico "10 de Octubre" en el período comprendido de enero de 2010 a   diciembre de 2011. <u>Diseño metodológico:</u> Se realizó un estudio observacional, descriptivo, longitudinal y retrospectivo en el Servicio de Mastología, el universo quedó constituido por 74 pacientes y la muestra se determinó por un muestreo aleatorio agrupando un total de 35 pacientes que cumplieron los criterios de inclusión y exclusión. <u>Resultados:</u> Las pacientes mayores de 40 años fueron las más afectadas con el 80 %. El diagnóstico en etapa II con el 62.8 % fué la más frecuente y el carcinoma ductal infiltrante el más diagnosticado con el 65.7 %. La MRM fué el tratamiento quirúrgico más realizado en un 80 % y la extracción de 10 o más ganglios fue deficiente con el 51.4 %, necesitando el uso de PQT y radioterapia en un 80 % y 71.4 % respectivamente. <u>Conclusiones:</u> El cáncer de mama es más frecuente en las mayores de 40 años, diagnosticándose en etapas tempranas principalmente la II, con poco uso de la mamografía realizándose la MRM en la gran mayoría con una extracción de ganglios axilares deficientes y teniendo que usar PQT y radioterapia para complementar el tratamiento.

<u>Palabras clave:</u> Diagnostico precoz, cáncer de mama, vaciamiento axilar, cirugía conservadora, tratamiento adyuvante.

ÍNDICE DE CONTENIDO.

INTRODUCCIÓN.

El cáncer de mama continúa siendo una de las neoplasias más frecuentes en Cuba y el mundo. La existencia de programas de detección precoz mediante la pesquisa activa de mujeres sanas, ha elevado la proporción de casos que se diagnostican en estadios 0 y I, especialmente en países desarrollados, considerándose por tanto un cancer prevenible y curable. El Programa de Control del Cáncer Mamario iniciado a fines de los años 80, ha permitido el corrimiento de los estadios clínicos al diagnóstico a estadios más tempranos, más del 70 % de las mujeres con cancer de mama se diagnostican en estadios 0, I y II, sin embargo las dificultades en la realización del programa no han logrado reducir la mortalidad, mientras la incidencia ha seguido aumentando durante las últimas décadas. [1]

En Cuba en el 2002 se diagnosticaron 2437 casos nuevos en mujeres, para un 17 % del total de casos de cancer en el sexo femenino y una tasa de 43,3 por cada 100 000 mujeres. En el 2005 fallecieron 1201 mujeres con cancer de mama, equivalente al 14,9 % de las muertes, para una tasa de 21,6% por cada 100 000 mujeres. En el 2007 se diagnosticaron 2658 casos nuevos para un 32.4 % de tasa ajustada y en 2010 fallecieron 1469 pacientes para una tasa de 26.2% por cada 100 000 mujeres. [2]La reducción de la mortalidad, depende del diagnóstico lo más temprano posible, donde examen clínico y el autoexamen de mama tiene un papel importante, pero sin dudas la mamografía para la pesquisa activa junto al tratamiento correcto de los casos son determinantes. [3]

El estadiamiento de los casos basado en la evaluación clínica y especialmente en la información el estudio anatomo-patológico convencional riguroso, así como la determinación de la expresión de receptores hormonales, son fundamentales para la decisión terapéutica correcta. [4]

Aproximadamente una de cada diez mujeres desarrollarán este tipo de cáncer a lo largo de su vida. A pesar de ser un tumor muy estudiado en todos sus aspectos no se ha producido aún una gran mejoría en la tasa de supervivencia, y sí en el incremento de la supervivencia global debido a los tratamientos adyuvantes a la cirugía. [5]

Otro gran avance ha sido la demostración de que los tratamientos quirúrgicos conservadores, en determinadas indicaciones, son equivalentes en cuanto a supervivencia global a los tratamientos radicales, aportando una mejora estética y sicológica a la enferma. [6]

El futuro parece avanzar hacia la mejora de los métodos de diagnóstico precoz y conocimiento de nuevos factores pronósticos relacionados con alteraciones genéticas junto con la introducción de nuevos sistemas terapéuticos. [6]

Varios factores bien establecidos se han relacionado con un aumento en el riesgo de desarrollar cáncer de mama. [7]

Entre los factores de riesgo tenemos:

- Edad avanzada.
- Menstruación a temprana edad.
- Edad avanzada al momento del primer parto o no haber dado nunca a luz.
- Tener un historial de cáncer de mama o enfermedad de la mama benigna (no cancerosa).
- Madre o hermana con cáncer del seno.
- Tratamiento con radioterapia a la mama.
- Uso de hormonas como el estrógeno y la progesterona.
- Consumo de bebidas alcohólicas.
- Ser de raza blanca.

Entre otros, donde destaca en la actualidad, algunas mutaciones (modificaciones) de genes hereditarios como las del BRCA1 y el BRCA2 que predisponen a la mujer a desarrollar cáncer de mama.

Los exámenes selectivos de detección de cáncer, antes de que haya síntomas, pueden ser importantes. Pueden ayudar a los médicos a encontrar y tratar el cáncer a tiempo. Es más posible que el tratamiento sea efectivo cuando el cáncer se encuentra temprano. [8]

El programa Nacional de Detección Precoz del Cáncer de Mama en Cuba instruye a la realización de: [9]

> Autoexamen de mama
> Examen clínico de la mama al menos una vez al año
> Las mujeres de 50 a 64 años y más deberán realizarse mamografías cada dos ó tres años.

El autoexamen se debe hacer mensualmente para buscar cualquier cambio en sus senos. Es importante recordar que las mamas de cada mujer son diferentes y que pueden ocurrir cambios a causa del envejecimiento, del ciclo menstrual, embarazo, menopausia o de tomar píldoras anticonceptivas u otras hormonas. Es normal que los senos se sientan un poco abultados y desiguales. También, es común que los senos de la mujer estén hinchados y tiernos justo antes del período menstrual o durante este. [10]

También, es importante recordar que el autoexámen de mama no puede reemplazar la mamografía ni los exámenes clínicos de la mama. Aunque éste conduce a más biopsias de senos, los estudios no han demostrado hasta ahora que reduce el número de muertes por cáncer de seno. [10]

Durante un examen clínico de la mama, el médico palpa los senos mientras la mujer está sentada y acostada. Pueden pedir a la mujer que levante sus brazos sobre su cabeza, que los deje colgar a los lados o que apriete sus manos contra las caderas, se fija en las diferencias que haya entre los dos senos, incluso en diferencias extrañas de tamaño o forma. La piel de cada seno es revisada buscando alguna erupción, hoyuelos o señas anormales. Se debe apretar los pezones para ver si hay algún fluido presente. Se debe revisar todo el seno, la axila y el área de la clavícula, primero en un lado luego en el otro. Pueden revisarse los ganglios linfáticos cerca del seno para ver si están hinchados. [11]

Las mamografías pueden mostrar a menudo un bulto en el seno antes de que se pueda sentir. Pueden también mostrar microcalcificaciones que pueden ser un signo de cáncer.

Si el médico ve un área anormal en la mamografía, es posible que la mujer necesite hacerse más mamografías. También, es posible que la mujer necesite hacerse un ultrasonido para corroborar o ayudar a confirmar lo hallado en el exámen clínico o la mamografía. Las mujeres que tienen un riesgo mayor que el promedio de padecer cáncer de seno deberán hacerse mamografías antes de los 40 años de edad y anuales. [12]

A menudo, se necesita extraer líquido o tejido del seno que ayude al médico a saber si hay cáncer presente, por lo que recurrimos a la biopsia. Algunas veces un área sospechosa que puede verse en una mamografía no puede sentirse durante un examen clínico de la mama. El médico puede auxiliarse de imágenes para el procedimiento de la biopsia. Tales procedimientos son la biopsia guiada por ecografía, biopsia localizada por aguja o biopsia estereotáctica. [13]

Si el diagnóstico es de cáncer, el médico puede ordenar exámenes especiales de laboratorio en el tejido que se extrajo. Los resultados de estos exámenes ayudarán al médico a saber más sobre el cáncer y a hacer un plan apropiado de tratamiento. [13]

Muchas mujeres con cáncer de seno se harán la prueba de receptores de hormonas. Esta prueba muestra si el cáncer necesita hormonas (estrógeno o progesterona) para crecer. Algunas veces se examina una muestra del tejido de la mama para buscar el receptor del factor de crecimiento epidérmico humano-2 (HER2) o el HER2/neu. La presencia del receptor de HER2 ó gen puede aumentar la posibilidad de que el cáncer de mama se haga recurrente. [14]

El manejo de la paciente después de la sospecha inicial de cáncer del seno generalmente incluye confirmación del diagnóstico, evaluación del estadio de la enfermedad y selección de la terapia. Puede hacerse el diagnóstico por medio de marcadores de pronóstico establecidos. Para hacer un plan de tratamiento de la mujer, el médico necesita saber la extensión (etapa o estadio) de la enfermedad. La etapa está basada en el tamaño del tumor y si el cáncer se ha diseminado. [15]

La estadificación puede comprender algunos complementarios para saber si el cáncer se ha diseminado y, si es así, a qué partes del cuerpo. Cuando el cáncer de seno se disemina, las células cancerosas se encuentran con frecuencia en los ganglios linfáticos bajo el brazo (ganglios linfáticos axilares). Con frecuencia no se sabe la extensión del cáncer sino hasta después de la cirugía. [15]

Otro de los aspectos importantes para el estadiaje y la posibilidad de tratamiento es el número de ganglios afectados, de ahí que su distribución es importante: [16]

> NIVEL I: (INFERIOR) Situados lateralmente al músculo pectoral menor contiene aproximadamente 12 a 13 ganglios.
> NIVEL II:(CENTRAL) detrás del músculo pectoral menor y contiene 5 ganglios.
> NIVEL III:(APICAL)   entre el borde medial del músculo pectoral menor, la 1ra costilla y la vena axilar y contiene 2 ganglios.

Es importante conocer que en una disección ganglionar adecuada se deben extirpar 10 o más ganglios para estudio, esto no solo es importante para el pronóstico sino también para el tratamiento que se desee imponer, como destacamos anteriormente. [16]

El tipo más común de cáncer de mama es el carcinoma ductal, el cual comienza en las células de los conductos, y el que se origina en los lóbulos o los lobulillos se denomina carcinoma lobular o lobulillar, que se encuentra con mayor frecuencia en ambas mamas que otros tipos de cáncer de mama. [17]

El tratamiento del cáncer de mama suele combinar cirugía, radioterapia, quimioterapia y hormonoterapia. El pronóstico y la selección de la terapia están determinados por la edad de la paciente, la situación menopáusica, el estadio en que se encuentra la enfermedad, el grado histológico y nuclear del tumor primario, el estado del receptor de estrógeno (RE) y del receptor de progesterona (RP), medidas de su capacidad de proliferación, y la amplificación del gen HER2/neu. Ciertos factores afectan el pronóstico y las opciones de tratamiento. Esta elección es una decisión en la que idealmente deben participar el paciente, la familia y el equipo médico. [18]

El pronóstico de las pacientes según se estadio se relaciona al índice de supervivencia a 5 años para las pacientes que fueron diagnosticadas con el cáncer, de ahí que: [19]

> Estadio 0: 95 al 99%
> Estadio I: 90 al 94%
> Estadio II: 68 al 86%
> Estadio III: 42 al 55 %
> Estadio IV: 15 al 18 %

De aquí que una posible clasificación según los estadios de desarrollo del cáncer de mama es la siguiente: [19]

> Estadio precoz : 0, I y II
> Estadio avanzado : III y IV

La mayoría de los pacientes con cáncer de mama se someten a cirugía a fin de extirpar el cáncer de la mama. Generalmente se extirpan algunos de los ganglios linfáticos bajo el brazo y se examinan bajo un microscopio para determinar si estos contienen células cancerosas. Podemos mencionar dentro de sus tipos: [20]

Cirugía conservadora:

> Lumpectomía.

> Mastectomía parcial.

No conservadora:

> Mastectomía radical modificada

Incluso si el médico extirpa todo el cáncer visible al momento de la cirugía, la paciente será sometida a radioterapia, quimioterapia o terapia hormonal después de la cirugía a fin de eliminar toda célula cancerosa que pueda quedar aún. [21]

Si las pruebas revelan que las células cancerosas tienen sitios donde se adhieren las hormonas (receptores) se puede utilizar medicamentos, cirugía o radioterapia para reducir la producción de hormonas o impedirles que ejerzan su función. [21]

Todo lo anterior se lleva a la práctica según el estadio clínico de la paciente, el cual se determina antes de cualquier tratamiento y puede variar o no después de la intervención quirúrgica si así se decide. El tratamiento de los estadios I, II, estadio IIIA, y estadio IIIC operable puede incluir lo siguiente: [22]

> **Cirugía conservadora** de la mama para extirpar solo el cáncer y parte del tejido circundante a la mama, seguida por radioterapia. También se extirpan algunos de los ganglios linfáticos bajo el brazo.

Es importante destacar que la cirugía conservadora en el cáncer de mama es la técnica de elección en los estadios iniciales, ya que presenta la misma supervivencia global y libre de enfermedad que en tratamientos radicales cuando se complementa con radioterapia adyuvante (lo que supone una disminución significativa del riesgo de recidiva locorregional del 39% al 14%) y cuenta con la ventaja de tener menos impacto físico y psicológico para la paciente.

Sin embargo, en casos en los que la localización del tumor o las características de la mama no son favorables por la diferencia del volumen de la mama respecto de la tumorectomía, o aquellos que requieren de una amplia escisión para obtener márgenes sanos, son menos propensos a obtener un resultado estético satisfactorio. En este sentido, se desarrollaron nuevas técnicas quirúrgicas al final de la década de 1990 que asociaban la cirugía oncológica y la cirugía plástica, surgiendo la cirugía oncoplástica.

Actualmente, existen múltiples técnicas de reconstrucción en la cirugía conservadora desde las más sencillas a las más complejas (múltiples patrones oncoplásticos según la localización de la lesión, colgajos de avance o relleno parcial utilizando colgajo de gran dorsal, y que en ocasiones precisan de simetrización en la mama contralateral). [23]

➢ **Mastectomía radical modificada**

La mastectomía en cualquiera de sus variantes, es una técnica que reduce en más del 95% el riesgo. Entre el 2% y 3% de las mujeres, cuando se realiza la intervención ya tienen enfermedad oculta maligna, por lo que se recomienda practicar estudios anuales con resonancia magnética hasta que se realiza la intervención. Técnicamente puede realizarse una mastectomía total con o sin reconstrucción, una mastectomía preservadora de piel con reconstrucción inmediata, o una adenomastectomía (mastectomía subcutánea) (**ADM**) también con reconstrucción inmediata. Con esta última técnica es posible la conservación de la areola y el pezón. Estas reconstrucciones pueden seguir la secuencia de expansor provisional y prótesis definitiva. La edad en la que puede plantearse debe estar sobre los 30 años y merece especial atención el control de la mama en base a la futura maternidad. [24]

➢ Un estudio clínico que evalúa la biopsia de ganglios linfáticos centinela (remoción del primer ganglio linfático o los primeros ganglios linfáticos a los cuales probablemente se disemine el cáncer a partir del tumor) seguida por cirugía.

La terapia coadyuvante puede incluir:

➢ Radioterapia a los ganglios linfáticos cerca de la mama y la pared torácica después de mastectomía radical modificada.
➢ Quimioterapia sistémica con terapia hormonal o sin esta.
➢ **Terapia hormonal**.

La terapia hormonal también se llama terapia con hormonas, tratamiento con hormonas o terapia endocrina. La terapia hormonal disminuye o impide el crecimiento de los tumores que son sensibles a las hormonas: bloquea la producción de hormonas o interfiere con los efectos que tienen las hormonas en las células del cáncer de mama. Los tumores que no son sensibles a las hormonas no tienen receptores hormonales y no responden a la terapia hormonal.

No se debe confundir la terapia hormonal para el cáncer de mama con la terapia hormonal para la menopausia, que es un tratamiento con estrógeno solo, o en combinación con progesterona, para aliviar los síntomas de la menopausia. Estos dos tipos de terapia producen efectos contrarios: la terapia hormonal para el cáncer de mama impide la multiplicación del cáncer de mama positivo para el receptor hormonal, mientras que la terapia hormonal para la menopausia estimula la formación del cáncer de mama positivo para el receptor hormonal. Por este motivo, cuando una mujer recibe terapia hormonal para la menopausia y recibe un diagnóstico de cáncer de mama positivo para el receptor hormonal, se suele interrumpir el tratamiento para la menopausia. [25]

El tratamiento del estadio IIIB y el estadio IIIC no operable del cáncer del seno podría incluir lo siguiente: [22]

> Quimioterapia sistémica.
> Quimioterapia sistémica seguida por cirugía (cirugía conservadora de la mama o mastectomía total), con extirpación de ganglios linfáticos seguida por radioterapia. Puede administrarse terapia sistémica adicional (quimioterapia, terapias hormonales o ambas).

El tratamiento del cáncer de mama en el estadio IV o metastásico puede incluir lo siguiente: [22]

> Terapia hormonal o quimioterapia.
> Radioterapia o cirugía para el alivio del dolor y otros síntomas.
> Estudios clínicos que examinan quimioterapia sistémica o terapia hormonal nueva.
> Estudios clínicos que analizan también combinaciones nuevas de medicamentos contra el cáncer.
> Estudios clínicos que analizan otros enfoques, incluidas altas dosis de quimioterapia con trasplante de células madre.
> Medicamentos para reducir enfermedad en los huesos y el dolor cuando el cáncer se ha diseminado al hueso.

Como vemos, desde el mismo momento que pensamos que la paciente que estamos examinando puede ser portadora de un cáncer de mama, comienza un camino largo con el único objetivo final de llegar al diagnóstico certero y poder brindarle un tratamiento y seguimiento adecuado.

El Servicio de Mastología de nuestro hospital se esfuerza día a día para poder darle a todas las pacientes una esperanza de vida mejor y una calidad de vida mucha más placentera, pero: *¿Realmente estamos realizando un diagnóstico precoz? ¿Podemos evitarle a esa paciente tantos problemas si pudiéramos diagnosticarle esta enfermedad más temprano?*

Estas interrogantes constituyen nuestra mayor preocupación en el desarrollo de ésta trabajo.

OBJETIVOS.

General:

Determinar la realización del diagnóstico de cáncer de mama en las pacientes atendidas en el Hospital Docente Clínico Quirúrgico "10 de Octubre" en el período comprendido de enero de 2010 a diciembre de 2011.

Específicos:

1. Determinar las pacientes afectadas con cáncer de mama según la edad.

2. Establecer la etapa clínica al momento del diagnóstico.

3. Identificar los complementarios más usados para el diagnóstico.

4. Identificar los tipos de cáncer de mama más frecuentes diagnosticados por biopsia.

5. Describir el tratamiento quirúrgico realizado así como el número de ganglios axilares extraídos y afectados.

6. Describir el tratamiento postoperatorio indicado.

CONTROL SEMÁNTICO.

Carcinoma ductal infiltrante (CDI): E s un estado canceroso en el revestimiento de un conducto. Las células anormales   se han diseminado más allá del conducto para invadir el tejido de seno del derredor. [23]

Carcinoma lobulillar infiltrante (CLI): Se refiere a células anormales en el revestimiento de un lobulillo las cuales se desarrollan más allá de esta localización. Frecuentemente es multicéntrico y bilateral. (Ambos senos tienen el mismo riesgo). [23]

Carcinoma papilar: Aparece en forma invasiva y no invasiva, su presentación es rara y su diagnóstico está asociado a descargas por el pezón, más frecuentes en pacientes ya mayores de 65 años, y la supervivencia es buena. [23]

Cáncer recurrente: Es el cáncer que ha regresado (recurrido) después de haber sido tratado. Puede recurrir localmente (en el seno o en la pared del tórax) o en cualquier otra parte del cuerpo (como en el hueso, el hígado o los pulmones). [23]

Cáncer inflamatorio de seno: Es un tipo de cáncer de seno. Es raro, la mama se ve roja e hinchada (inflamada) porque las células cancerosas bloquean los vasos linfáticos en la piel del seno. [23]

Tumor Phyllodes: Es una proliferación de ductos mamarios histológicamente benignos, rodeado por un estroma sarcomatoso hipercelular con atipias nucleares y figuras de mitosis. Su tendencia general es a la recidiva local sin metastatizar. Se describe una variedad maligna que se caracteriza por la recurrencia local y metastatizan en el 30% de los casos. [23]

Carcinoma mixto: Formado por proliferación ductal y glandular. [23]

Enfermedad de Paget: Se manifiesta como una erupción con escamas, costras y/o ulceraciones, que se produce alrededor del pezón y la aréola, y provoca comezón. Además, se produce un eritema en la zona y, posiblemente, supuración, sensación de ardor o sangrado. [23]

Biopsia: Extracción de células o tejidos para que un patólogo pueda observarlas bajo un microscopio y verificar si hay signos de cáncer. Si se encuentra una masa anormal en la mama, el médico puede necesitar extraer una pequeña cantidad de la masa [24].

Los 5 tipos de biopsias son los siguientes:

a) ***Biopsia quirúrgica***: Extracción de tejidos que realiza un cirujano para que los examine un patólogo. El patólogo puede estudiar el tejido bajo un microscopio.

Existen de 2 tipos:

➢ *Biopsia por escisión*: Procedimiento quirúrgico en el cual se extirpa toda una masa o área sospechosa para hacer un diagnóstico. Luego el tejido se examina bajo un microscopio.

➢ *Biopsia por incisión*: Procedimiento quirúrgico en el que se extirpa una parte de un nódulo o un área sospechosa para realizar un diagnóstico. Luego el tejido se examina bajo un microscopio para verificar si hay signos de enfermedad.

b) ***Biopsia por esterotáxia***: Procedimiento de biopsia en el que se usa una computadora y un equipo explorador de tres dimensiones para encontrar el sitio de un tumor y guiar la extirpación de tejido para examinarlo bajo un microscopio.

c) ***Biopsia guiada por ecografía***: Procedimiento para hacer una biopsia en el que se usa un equipo para imaginología ecográfica para encontrar un área de tejido y guiar su extracción para examinarlo bajo un microscopio.

d) ***BAAF***: Extracción de tejido o líquido con una aguja fina para examinarlo bajo un microscopio.

e) ***Biopsia localizada con aguja***: Procedimiento para marcar y extraer tejido anormal cuando un médico no puede palpar un nódulo. Se usa un equipo de imaginología para guiar un alambre fino con un gancho a través de una aguja hueca y colocar el alambre en el área anormal o alrededor de la misma.

Una vez que el alambre está en el lugar correcto, se extrae la aguja y se deja el alambre en el lugar para que el médico sepa dónde está el tejido anormal.

Mamografía: Es la realización de una radiografía de la mama [25].

Cirugía conservadora: *(Cuandrantectomía + vaciamiento axilar):* Se realiza extirpando la parte del tejido mamario afectado más los ganglios de la zona axilar, conservando el resto de la mama. [26].

Mastectomía: Extirpación quirúrgica de una o ambas mamas, realizada para eliminar un tumor maligno. En la mastectomía simple sólo se extirpa el tejido mamario. En la mastectomía radical modificada de Patey, junto con la mama se extirpa el músculo pectoral menor y todos los ganglios linfáticos de la axila conservando el pectoral mayor. En la mastectomía radical modificada de Madden, se conservan los músculos torácicos (pectorales mayor y menor) que mueven el brazo [26].

Terapia coadyuvante: Es el tratamiento administrado después de la cirugía para incrementar las posibilidades de curación de la paciente. [27]

Radioterapia: Es un tratamiento para eliminar células cancerosas. Existen dos tipos de radioterapia: [27]

- ➢ Radioterapia externa, la cual envía radiación al área donde se encuentra el cáncer.
- ➢ Radioterapia interna que utiliza una sustancia radioactiva sellada en agujas, semillas, alambres o catéteres que se colocan directamente dentro o cerca del cáncer.

La forma en que se administre la radioterapia va a depender del tipo y el grado de avance del cáncer que está siendo tratado.

Quimioterapia: Son medicamentos para interrumpir la proliferación de células cancerosas mediante la eliminación de las células o evitando su multiplicación. La forma en que se administre la quimioterapia va a depender del tipo y el grado de avance del cáncer que está siendo tratado. [27]

Terapia hormonal: Es el tratamiento que elimina o bloquea la acción de las hormonas y detiene el crecimiento del cáncer. [27]

El AJCC ha designado las etapas mediante la clasificación TNM (2003): [28]

<u>Definiciones TNM:</u>

Tumor primario (T):

TX: El tumor primario no puede ser evaluado

T0: No hay evidencia de tumor primario

Tis: Carcinoma in situ; carcinoma intraductal, carcinoma lobular in situ o enfermedad de Paget del pezón sin tumor que lo acompañe.

Nota: La enfermedad de Paget asociada con la masa del tumor se clasifica según el tamaño del tumor.

T1: Tumor de 2,0 cm o menos en su mayor dimensión T1mic: Microinvasión de 0,1 cm o menos en su mayor dimensión T1a: Tumor de más de 0,1 cm pero no más de 0,5 cm en su mayor dimensión T1b: Tumor de más de 0,5 cm pero no más de 1,0 cm en su mayor dimensión T1c: Tumor de más de 1,0 cm pero no más de 2,0 cm en su mayor dimensión.

T2: Tumor de más de 2,0 cm pero no más de 5,0 cm en su mayor dimensión

T3: Tumor mide más de 5,0 cm en su mayor dimensión.

T4: Tumor de cualquier tamaño con extensión directa a (a) la pared torácica o (b) la piel, sólo como se describe a continuación.

Nota: La pared torácica incluye las costillas, los músculos intercostales y el músculo serrato mayor, pero no los músculos pectorales.

T4a: Extensión a la pared torácica.

T4b: Edema (incluso piel de naranja), ulceración de la piel del seno o nódulos satélites de la piel limitados al mismo seno

T4c: Ambos casos mencionados arriba (T4a y T4b)

T4d: Carcinoma inflamatorio

Ganglios linfáticos regionales (N):

NX: No se pueden evaluar los ganglios linfáticos regionales (por ejemplo, fueron extraídos previamente)

N0: No hay metástasis regional de los ganglios linfáticos

N1: Metástasis a ganglio o ganglios linfáticos axilares ipsilaterales móviles

N2: Metástasis a ganglio o ganglios linfáticos ipsilaterales unidos entre sí o a otras estructuras

N3: Metástasis a ganglio o ganglios linfáticos mamarios internos ipsilaterales.

Clasificación patológica (pN):

pNX: No se puede evaluar los ganglios linfáticos regionales (no se extrajeron para estudio patológico o se extrajeron anteriormente)

pN0: No hay metástasis a los ganglios linfáticos regionales

pN1: Metástasis a ganglio o ganglios linfáticos axilares ipsilaterales móviles

pN1a: Sólo micrometástasis (ninguno mayor de 0,2 cm)

pN1b: Metástasis a los ganglios linfáticos(s), cualquiera mayor de 0,2 cm pN1bi: Metástasis a entre uno y tres ganglios linfáticos, cualquiera mayor de 0,2 cm de tamaño y todos menores de 2,0 cm en su mayor dimensión

pN1bii: Metástasis a cuatro o más ganglios linfáticos, cualquiera mayor de 0,2 cm de tamaño y todos menores de 2,0 cm en su mayor dimensión

pN1biii: Extensión del tumor más allá de la cápsula de un ganglio linfático; metástasis menor de 2,0 cm en su mayor dimensión

pN1biv: Metástasis a un ganglio linfático de 2,0 cm o más en su mayor dimensión pN2: Metástasis a ganglio o ganglios linfáticos axilares ipsilaterales unidos entre sí o a otras estructuras

pN3: Metástasis a ganglio o ganglios linfáticos ipsilaterales mamarios internos

Metástasis distante (M):

MX: No se puede evaluar la presencia de metástasis distante

M0: No hay metástasis distante

M1: Presencia de metástasis distante (incluye metástasis a los ganglios linfáticos supraclaviculares ipsilaterales)

<u>Estadiamiento según TNM:</u>

Etapa 0	Etapa I
Tis, N0, M0	T1,* N0, M0
	T1 incluye T1mic

Etapa IIA	Etapa IIB
T0, N1, M0	T2, N1, M0
T1,* N1, ** M0	T3, N0, M0
T2, N0, M0	
*T1 incluye T1mic	
**El pronóstico de los pacientes con enfermedad N1a es semejante al de las pacientes con enfermedad pN0.	

Etapa IIIA	Etapa IIIB
T0, N2, M0	T4, Cualquier N, M0
T1,* N2, M0	
T2, N2, M0	
T3, N1, M0	
T3, N2, M0	
*T1 incluye T1mic	

Etapa IIIC	Etapa IV
Cualquier T, N3, MO	Cualquier T, Cualquier N, M1

DISEÑO METODOLÓGICO.

Tipo de estudio:

Se realizó un estudio observacional, descriptivo, longitudinal y retrospectivo en el Servicio de Mastología del Hospital Docente Clínico Quirúrgico "10 de Octubre", en el período comprendido desde el 1 de enero de 2010 hasta el 31 de diciembre de 2011, con el objetivo de determinar la importancia del diagnóstico precoz del cáncer de mama.

Universo y muestra:

El universo estuvo constituido por 74 pacientes atendidas en la consulta de mastología de nuestro centro con el diagnóstico de cáncer de mama bajo los criterios de inclusión y de exclusión que se relacionan a continuación. La muestra se determinó a través de un muestreo aleatorio agrupando un total de 35 pacientes.

Criterios de inclusión:

o   Pacientes con cáncer de mama diagnosticado por biopsia.

o   Pacientes mayores de 18 años.

o   Seguimiento en consulta de mastología durante un período mínimo de un año.

Criterios de exclusión:

o   Pacientes del sexo masculino, por lo infrecuente de presentar esta enfermedad y por desarrollar menos del 1% de cáncer de mama.

o   Historias clínicas incompletas, por la falta de informes complementarios, de biopsias, otros datos de interés para el estudio.

<u>Definición, clasificación y operacionalización de las variables por objetivos.</u>

Para dar salida al objetivo 1: Determinar las pacientes afectadas con cáncer de mama según la edad.

Definición de la variable	Clasificación	Escala	Indicador de medida
Edad: Se tuvo en cuenta la edad a partir del último cumpleaños, expresada en rangos de hasta los 40 años ó más.	Cuantitativa contínua.	Se consignaron las siguientes categorías: o 18 a 40 años o > 40 años	Porcientos

Para dar salida al objetivo 2: Identificar la etapa clínica al momento del diagnóstico.

Definición de la variable	Clasificación	Escala	Indicador de medida
Etapa clínica: Se tuvo en cuenta el resultado del examen físico realizado a la paciente y la clasificación internacional para su establecimiento	Cualitativa nominal politómica.	Se consignaron las siguientes categorías: o Etapa clínica I o Etapa clínica II o Etapa clínica III o Etapa clínica IV	Porcientos

Para dar salida al objetivo 3: Identificar los complementarios más usados para el diagnóstico.

Definición de la variable	Clasificación	Escala	Indicador de medida
Complementarios: Se tuvo en cuenta el complementario indicado según indicación médica.	Cualitativa nominal politómica.	Se consignaron las siguientes categorías: o Ultrasonido (USD) o Mamografía (Mx) o Biopsia por aspiración por aguja fina (BAAF)	Porcientos

Para dar salida al objetivo 4: Identificar los tipos de cáncer de mama más frecuentes diagnosticados por biopsia.

Definición de la variable	Clasificación	Escala	Indicador de medida
Cáncer de mama: Se tuvo en cuenta el resultado histopatológico de la biopsia.	Cualitativa nominal politómica.	o Tipo histológico	Porcientos

Para dar salida al objetivo 5: Describir el tratamiento quirúrgico realizado y el número de ganglios axilares extraídos y afectados.

Definición de la variable	Clasificación	Escala	Indicador de medida
Tratamiento quirúrgico: Se tuvo en cuenta el informe operatorio.	Cualitativa nominal politómica.	Se consignaron las siguientes categorías: o Cirugía conservadora (Cuadrantectomía + vaciamiento axilar) o Mastectomía radical modificada (MRM) o Mastectomía simple	Porcientos
Ganglios extraídos: Se tuvo en cuenta el informe histopatológico de anatomía patológica.	Cualitativa nominal politómica.	Se consignaron las siguientes categorías: o < 10 ganglios o > 10 ganglios	Porcientos
Ganglios afectados: Se tuvo en cuenta los ganglios invadidos por el cáncer según el informe histopatológico.	Cualitativa nominal politómica.	Se consignaron las siguientes categorías: o 0 ganglios afectados o 1 a 3 ganglios. o 4 a 6 ganglios. o 7 a 9 ganglios. o 10 ó más ganglios. o Vaciamiento axilar no realizado.	Porcientos

Para dar salida al objetivo 5: Describir el tratamiento postoperatorio indicado.

Definición de la variable	Clasificación	Escala	Indicador de medida
Tratamiento postoperatorio: Se tuvo en cuenta la indicación hecha por el oncólogo.	Cualitativa nominal politómica.	Se consignaron las siguientes categorías: o Médico (Tamoxifeno) o Poliquimioterapia o Radiaciones	Porcientos

Recolección, procesamiento de los datos y presentación de la información.

Toda la información se recogió inicialmente en una ficha de recolección impresa **(fuente primaria)** que contenía las variables a estudiar **(Anexo 1)** y que se llenó de forma individual para cada paciente a partir de las historias clínicas **(fuente secundaria)**. Se revisaron además otros documentos adjuntos especialmente el informe de estudios complementarios, informe de biopsia e informe operatorio. Posteriormente dicha información se vertió en una base de datos utilizando el Microsoft Office Excel 2007 para más tarde ser procesada por medios y métodos computarizados.

El tratamiento estadístico de los resultados se hizo de forma computarizada utilizando el paquete estadístico SPSS (Statistical Pachage for Social Sciences) versión 11.5 para Windows. Para el análisis de las variables descriptivas tal y como se relacionó en el acápite de operacionalización utilizamos medidas porcentuales. Los resultados fueron plasmados en tablas así como en gráficos de barras. [29].

Aspectos éticos:

Se obtuvo el consentimiento informado **(Anexo 2)** para la recogida de la información, la cual quedó bajo protección de confidencialidad y privacidad. De igual forma se aprobó por parte del comité de ética y la dirección del Hospital Docente Clínico Quirúrgico 10 de Octubre la puesta en práctica de la investigación.

<u>Recursos materiales:</u>

Se requirió para la investigación una computadora Pentium 4 con módulo de impresión adjunto, así como materiales e instrumentos rutinarios de escritorio. Esto permitió realizar la elaboración y procesamiento de los datos con una gran rapidez, calidad y eficiencia sin que los costos de dicha investigación constituyeran una preocupante para el equipo.

<u>Recursos humanos:</u>

Se reunió un equipo integrado por un residente de cirugía, que se encargó de llevar la mayor parte del trabajo llenando toda la documentación. También nos auxiliamos de una técnica de archivo y estadística que nos facilitó extraer reiteradamente del departamento de archivo las historias clínicas para la extracción de los datos. Participó un especialista de cirugía que fungió como tutor del trabajo que condujo y controló el curso de la investigación. Integraron el equipo además un asesor que nos brindó su conocimiento y su experiencia. Recurrimos también a la colaboración de un bioestadista lo cual permitió obtener los datos con un alto nivel de confiabilidad y validez.

RESULTADOS.

Tabla 1. Distribución según edad en las pacientes con cáncer de mama. HDCQ "10 de Octubre". Enero 2010 – diciembre 2011.

Edad	# Pacientes	%
18 a 40 años	7	20
>40 años	**28**	**80**
Total	**35**	**100**

Fuente: Historias clínicas (informe histopatológico).

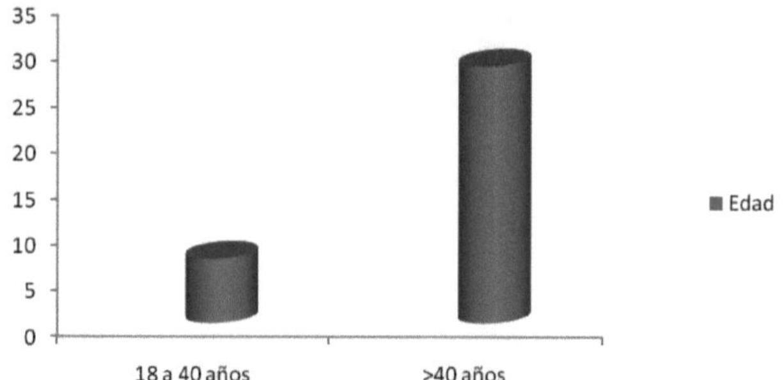

Gráfico 1. Distribución según edad en las pacientes con cáncer de mama. HDCQ "10 de Octubre". Enero 2010 – diciembre 2011.

Fuente: Tabla 1.

En relación a la edad **(Tabla 1 y Gráfico 1)** obtuvimos que más del 80 % de todas las pacientes eran mayores de 40 años cuando desarrollaron algún tipo de cáncer de mama.

Tabla 2. Distribución de las pacientes según etapas clínicas. HDCQ "10 de Octubre". Enero 2010 – diciembre 2011.

Etapas clínicas	# Pacientes	%
I	2	5.7
II	*22*	*62.8*
III	8	22.8
IV	3	8.5
Total	*35*	*100*

Fuente: Historias clínicas.

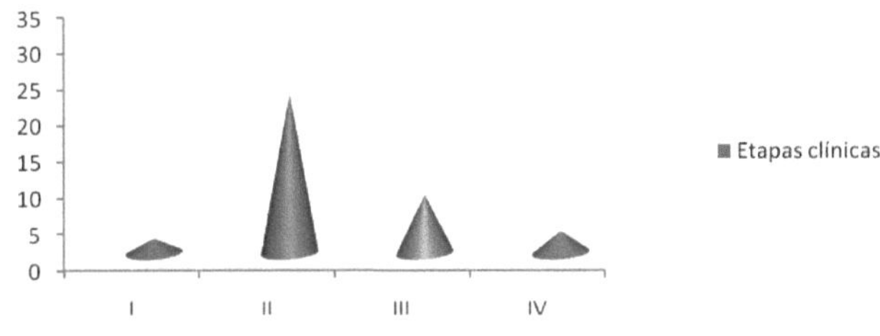

Gráfico 2. Distribución de las pacientes según etapas clínicas. HDCQ "10 de Octubre". Enero 2010 – diciembre 2011.

Fuente: Tabla 2.

En la **Tabla 2 y Gráfico 2**, podemos observar, como el 62.8 % de los casos se diagnosticó en una etapa II de la enfermedad, es decir una etapa temprana, pero hay que destacar que el 22.8 % fueron atendidas en etapa III, una etapa ya avanzada de la enfermedad.

Tabla 3. Complementarios más indicados para el diagnóstico. HDCQ "10 de Octubre". Enero 2010 – diciembre 2011.

Complementarios indicados	# Pacientes	%
USD de mama	35	100
Mamografía	*22*	*62.8*
BAAF	35	100
Total	*35*	*100*

Fuente: Historias clínicas.

Gráfico 3. Complementarios más indicados para el diagnóstico. HDCQ "10 de Octubre". Enero 2010 – diciembre 2011.

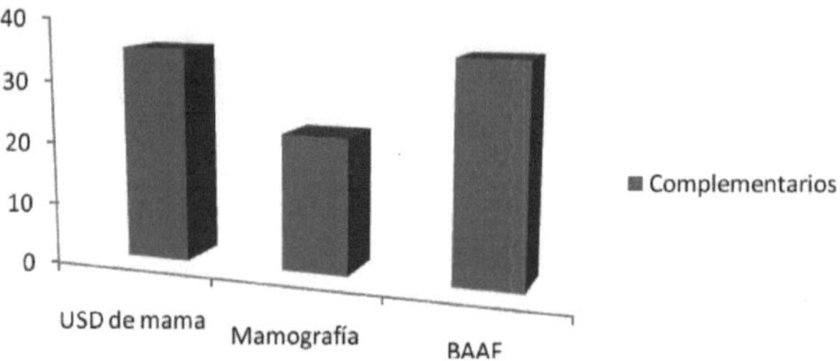

Fuente: Tabla 3.

En la **Tabla 3 y Gráfico 3** se destaca como en el 100 % de todas las pacientes se les indicó un ultrasonido y una BAAF para confirmar el diagnostico, sin embrago en solo el 62.8 % fue indicada una mamografía.

Tabla 4. Tipo histológico de cáncer diagnosticado por la biopsia. HDCQ "10 de Octubre". Enero 2010 – diciembre 2011.

Tipo Histológico	# Pacientes	%
Carcinoma ductal Infiltrante	**23**	**65.7**
Carcinoma lobulillar Infiltrante	2	5.7
Carcinoma mixto	4	11.4
Carcinoma escirro	2	5.7
Carcinoma papilar	1	2.8
Carcinoma quístico adenoideo	1	2.8
Tumor phillodes	1	2.8
Total	***35***	***100***

Fuente: Historias clínicas (informe histopatológico).

Gráfico 4. Tipo histológico de cáncer diagnosticado por la biopsia. HDCQ "10 de Octubre". Enero 2010 – diciembre 2011.

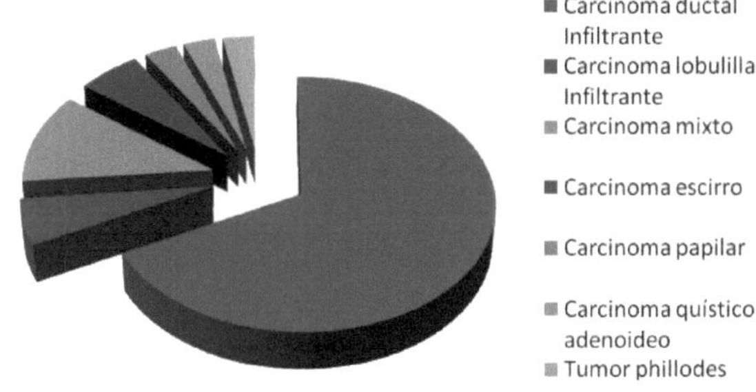

Fuente: Tabla 4

En la **Tabla 4 y Gráfico 4** se destaca que el 65.7 % desarrolló un carcinoma ductal infiltrante.

Tabla 5. Tratamiento quirúrgico realizado. HDCQ "10 de Octubre". Enero 2010 – diciembre 2011.

Tratamiento quirúrgico	# Pacientes	%
Mastectomía radical modificada	***28***	***80***
Cirugía conservadora	5	14.2
(Cuadrantectomía + vaciamiento axilar)		
Mastectomía simple	2	5.7
Total	***35***	***100***

Fuente: Historias clínicas.

Gráfico 5. Tratamiento quirúrgico realizado . HDCQ "10 de Octubre". Enero 2010 – diciembre 2011.

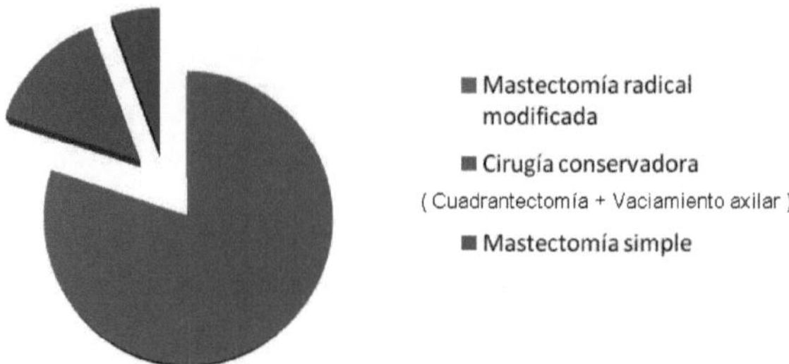

Fuente: Tabla 5.

Dentro de los resultados de la **Tabla 5 y Gráfico 5)**, detectamos que al 80% se le realizó una mastectomía radical modificada, y que solo al 14.2 % se le hizo un proceder conservador.

Tabla 6. Número de ganglios extraídos según el vaciamiento axilar. HDCQ "10 de Octubre". Enero 2010 – diciembre 2011.

Vaciamiento axilar	# Pacientes	%
- 10 ganglios	*18*	*51.4*
+ 10 ganglios	13	37.1
Total	*35*	*100*

Fuente: Historias clínicas (informe histopatológico).

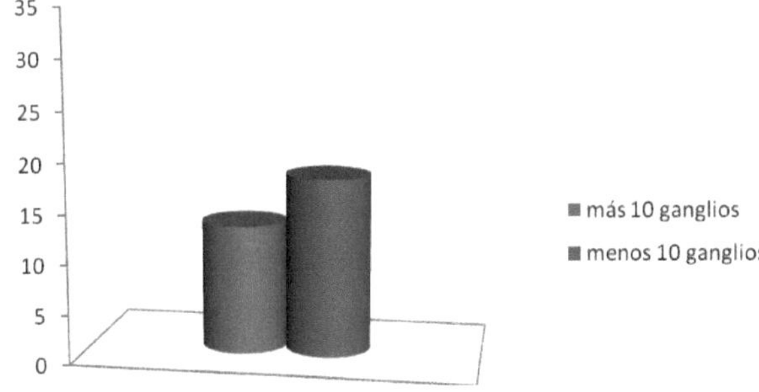

Gráfico 6. Número de ganglios extraídos según el vaciamiento axilar. HDCQ "10 de Octubre". Enero 2010 – diciembre 2011.

Fuente: Tabla 6

En la **Tabla 6 y Gráfico 6,** podemos observar como el 51.4 % de los vaciamiento realizados fueron por debajo de lo establecido para que éste se considerara como adecuado.

Tabla 7. Número de ganglios afectados según el vaciamiento axilar. HDCQ "10 de Octubre". Enero 2010 – diciembre 2011.

Ganglios afectados	# Pacientes	%
0 ganglios afectados	*18*	*51.4*
1 a 3 ganglios	8	22.8
4 a 6 ganglios	1	2.8
7 a 9 ganglios	-	-
10 ó más ganglios	4	11.4
Vaciamiento axilar no realizado	4	11.4
Total	*35*	*100*

Fuente: Historias clínicas (informe histopatológico).

Gráfico 7. Número de ganglios afectados según el vaciamiento axilar. HDCQ "10 de Octubre". Enero 2010 – diciembre 2011.

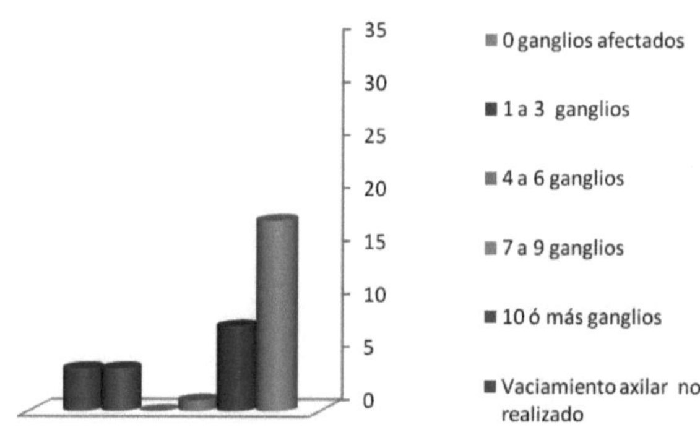

Fuente: Tabla 7.

Debemos destacar que en estos resultados **(Tabla 7 y Gráfico 7)**, el 51.4 % no tenía afectación ganglionar en el estudio anatomo-patológico, y que solo el 22. 8 % tenían hasta un máximo de 3 ganglios afectados.

Tabla 8. Tratamiento postoperatorio realizado según la evaluación post quirúrgica. HDCQ "10 de Octubre". Enero 2010 – diciembre 2011.

Tratamiento postoperatorio	# Pacientes	%
Médico (Tamoxifeno)	7	20
Poliquimioterapia	*28*	*80*
Radioterapia	*25*	*71.4*
Total	*35*	*100*

Fuente: Historias clínicas.

Gráfico 8. Tratamiento postoperatorio realizado según la evaluación postquirúrgica. HDCQ "10 de Octubre". Enero 2010 – diciembre 2011.

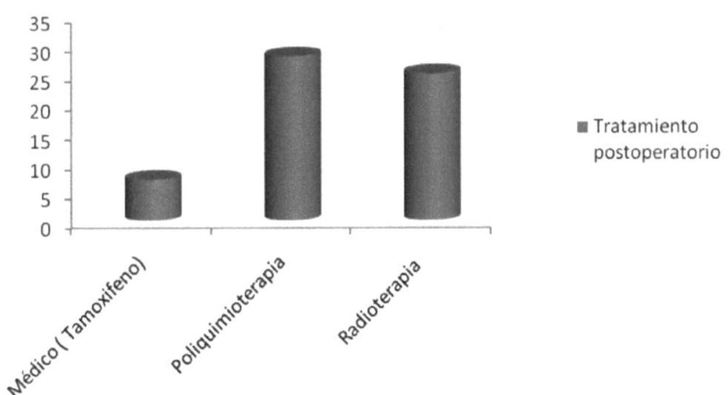

Fuente: Tabla 8.

En la **Tabla 8 y Gráfico 8** se observa que en el 80 % y el 71.4 % de todos los casos, recibieron poliquimioterapia y radioterapia respectivamente, ya fuera sola o en combinación.

DISCUSIÓN DE LOS RESULTADOS.

El cáncer de mama representa un problema de salud pública. Es la neoplasia más frecuente en la mujer y la primera causa de muerte en este grupo. Actualmente las estadísticas estiman que el riesgo de contraer cáncer de mama en la vida de una mujer es de 12,2 %, y que el riesgo de muerte por esta enfermedad es de 3,6 %.[30] La finalidad última de un programa de detección precoz de cáncer de mama es detectar precozmente la enfermedad en su fase asintomática con el fin de disminuir su morbilidad y mortalidad. [31]

En Chile, en la Unidad de Patología Mamaria del Hospital Clínico San Borja Arriarán 65% de los cánceres de mama ocurre en mujeres entre 35 y 65 años destacándose mayor frecuencia en el grupo de mujeres de 40 a 50 años. [31] Otro estudio realizado en nuestro país, en el Hospital Julio Trigo López de la capital, desde 1989 hasta 1998 constató que la edad promedio de las pacientes al momento del diagnóstico fue de alrededor de 58 años. [32]

Un estudio realizado en México demostró que los casos de cáncer de mama aparecían desde la segunda década de la vida y su frecuencia se incrementa rápidamente hasta alcanzar la máxima entre los 40 y 54 años. Después, hay descenso paulatino a partir de la quinta década precoz, y se describe además que el cáncer como promedio aparece una década antes que las europeas o norteamericanas (51 comparado con 63 años). En el estudio se seleccionaron los 652 casos de cáncer de mama en mujeres pertenecientes al Área Sanitaria de León, de las que 316 (48,5%) tenían entre 45 y 69 años; de éstas, en 91 casos (13,9% del total de cánceres) la detección se realizó en el programa de diagnóstico precoz. [33]

Nuestro estudio coincide con los trabajos anteriores en que después de los 40 años es más frecuente que aparezca ésta enfermedad, sin embargo encontramos también como se está diagnosticando el cáncer de mama en mujeres cada vez más jóvenes.

Creemos que es necesario buscar cuales son los factores que están influyendo en ésta problemática para poder trabajar en base a su eliminación de ser posible, o a su detección precoz.

El porcentaje de casos nuevos de cáncer diagnosticados en estadios precoces (estadio I y II) ha aumentado paulatinamente, en el estudio mencionado anteriormente del Hospital Clínico San Borja Arriarán, en México, estudió 905 mujeres diagnosticando un 12% de estadio I, 48% de estadio II y 29,7% de estadio III. También datos nacionales consolidados de éste país reportados por 23 servicios de salud (de un total de 28), que acumularon 1.503 casos nuevos de cáncer de mama diagnosticados durante el año 2001 cuya etapificación fue la siguiente: Estados I y II = 63%, Estado III = 27% y Estado IV = 6%. [33]

Otro estudio plantea que del diagnóstico del 81,8% de los ingresos por tumor palpable en la mama, el 41,4% estaba en etapa III-IV; solo el 14% de los cánceres se diagnosticó en etapas I-II, variando de 53% en 1995 a 67,6% en 2000. [34] En nuestro país, en Consolación del Sur, se muestra que el 43,8 % de los casos fueron diagnosticados en etapa II lo que ocupa el mayor porcentaje y le continuó la etapa I con el 25 %. [35]

Hay que destacar que nuestro estudio sí coincidió con los resultados anteriores, no así con el segundo estudio, pero lo importante es que el diagnóstico mayor fue en etapa II que constituye una etapa precoz, resultado obtenido por el trabajo realizado diariamente a través del Programa Nacional de Diagnóstico Precoz de Cáncer de Mama desarrollado en nuestro país, que permite el estudio tanto clínico como complementario a todas las mujeres que tengan algún riesgo o no de desarrollar esta enfermedad.

La Organización Mundial de la Salud (OMS) recomienda la mamografía para la detección del cáncer de mama en mujeres de 50 a 69 años de edad cada dos años. En la Comunidad Europea, estos criterios los ratificó el Consejo Europeo el 2 de diciembre de 2003 (DO L 327/34-38). [36] Una encuesta realizada en el año 1995, en 22 países con programas organizados nacionales, regionales o pruebas piloto con base poblacional, mostró que seis iniciaban la mamografía a los 40 años, dos a los 45 años y 13 a los 50 años, 14 utilizaban la mamografía como intervención única de detección precoz. [36]

Un estudio de 14 años realizado en 1792 mujeres menores de 50 años y 878 entre 50 a 74 años, la evidencia científica mostró que el diagnóstico temprano a través de programas poblacionales de mamografía reduce la mortalidad por cáncer de mama entre un 15 y 35% en mujeres de 50 a 70 años de edad, sin embargo el beneficio de este procedimiento para las mujeres de 40 a 49 años de edad aún no es universalmente aceptado. [37]

A pesar de esto la mamografía por sí sola no es suficiente, dado que el uso del USD de mama y la BAAF en el diagnóstico del cáncer de mama tiene un gran importancia, el primero como complemento en mucho de los casos de la mamografía y el segundo estudio para identificar si es positivo o no a células neoplásicas, y de ser posible identificar el tipo de lesión maligna que afecta a la paciente. [37]

Nuestro estudio no coincidió en parte con lo antes planteado, pues la mamografía no se indició en todos los casos que se les diagnosticó el cáncer de mama, creemos que es algo a mejorar a corto plazo por la importancia que tiene este estudio, que en conjunto con los demás mencionados conforman de manera importante un pilar indispensable para el diagnóstico de la enfermedad, sin embargo debemos destacar que nuestro centro carece del equipo para su realización, lo que afecta indiscutiblemente con el correcto trabajo de nuestro servicio, ya que la demora en solicitar el estudio en otros centros, la demora en los turnos, y además de los informes, es tiempo que se pierde con una paciente a la cual hay que realizarle un tratamiento lo más rápido posible para resolverle su enfermedad.

El 80 % de los cánceres invasivos de la mama se describe como carcinoma ductal infiltrante, por lo general el pronóstico es mucho más malo en comparación con otros tipos de cáncer y es responsable de metástasis en ganglios axilares en 60 % de las pacientes. Un estudio de España realizado en 105 pacientes demostró que el carcinoma ductal infiltrante fue el más frecuente para un 63 % [38]. En Colombia, otro estudio mostró que el carcinoma ductal infiltrante (151 pacientes; 83,4 %), el lobular (15 pacientes; 8,3 %) y el medular (5 pacientes; 2,8 %) fueron los tipos histológicos más frecuentes. Las recaídas fueron más frecuentes en el carcinoma ductal infiltrante (51 mujeres; 33,7 %). [39]

Otro trabajo en 16 pacientes (76,1%) el tipo histológico correspondió a la variedad ductal infiltrante; en 2 casos (9,5%) lobulillar infiltrante; la forma tubular pura se presentó en 2 pacientes (9,5%), y una (4,7%) presentó un patrón mixto (predominio tubular y lobulillar localmente invasivo). [40]

Nuestro trabajo coincidió con los resultados anteriores, sin embargo el hecho de que el diagnostico informara que era infiltrante, nos hace cambiar en muchos casos el tratamiento postquirúrgico, sería prudente lograr un diagnóstico más temprano para que el tratamiento y pronóstico sea mucho mejor en estas pacientes.

La cirugía conservadora de mama es una alternativa terapéutica equivalente a la mastectomía en pacientes que se encuentran en estadios iniciales del cáncer de mama. La supervivencia con ambos tipos de intervención ha demostrado ser similar. Un estudio realizado en el Hospital Julio Trigo de la capital encontró que de las 181 pacientes mujeres tratadas se realizó mastectomía radical modificada a 58 pacientes y a 123, cirugía conservadora. Entre las cirugías conservadoras se practicó cuadrantectomía a 101 pacientes, y tumorectomía a 22. [41]

Otro estudio retrospectivo de 21 pacientes diagnosticadas de cáncer infiltrante de mama, tratadas de modo conservador (extirpación amplia más linfadenectomía axilar), en la Unidad de Cirugía Mayor Ambulatoria del Hospital Ramón y Cajal de Madrid en España, demostró que en 10 pacientes (47,6%) se realizó extirpación amplia del tumor y linfadenectomía; en 9 (42,8%), ampliación de márgenes y linfadenectomía, y en 2(9,5%), sólo linfadenectomía. [42]

Nuestro estudio no fue muy parecido a estos estudios anteriores, la realización de procederes muchos más radicales a pesar de que el número de ganglios afectados fue bien bajo, nos hace reflexionar sobre la importancia que tiene para la mujer poder brindarles opciones terapéuticas mucho más conservadoras.

Sin embargo debemos destacar que existen muchos factores que nos afectan para poder brindar estas posibilidades, como el estudio del ganglio centinela, la importancia de la biopsia por congelación, que son procederes de los cuales carecemos en nuestro centro, pero seguiremos trabajando para tratar de rescatar estas opciones y así brindar una mejor calidad en la atención a nuestras pacientes.

Un estudio realizado en Instituto Nacional de Oncología y Radiobiología (INOR) de nuestra capital demostró que el tamaño del tumor y la presencia de ganglios metastásicos en la axila constituyen dos de los más importantes factores pronósticos en el cáncer de mama. En esta serie 41 pacientes (28 %) presentaron ganglios metastásicos. En el grupo con ganglios negativos, la sobrevida a 5 y a 12 años fue del 95,69 % y 76 % respectivamente; con 1 ganglio metastásico fue del 90,43 % en ambos períodos de tiempo. Con 2 ó 3 ganglios fue del 78,78 % y 70,49 % y con 4 o más ganglios de 71,43 a 5 y 12 años. [43]

En el estudio del Hospital Julio Trigo López los ganglios metastáticos fueron negativos el 23,3 % (42 pacientes), mientras que 138 mujeres los tuvieron positivos, y 86 de estas pacientes (47,5 %) presentaron 4 o más ganglios positivos. El intervalo libre de enfermedad para ganglios negativos fue de 76,2 %, y en los positivos fue de un 28,3 %. La sobrevida según tipo de cirugía y estado ganglionar se comportó en un 90,4 % y 96 % para ambas cirugías con ganglios negativos, mientras disminuyó a 51 % para la conservadora con ganglios positivos y 39 % para la radical modificada con ganglios positivos. [44]

En el estudio mencionado anteriormente realizado en Madrid, España, el número de ganglios identificados en la linfadenectomía de la axila osciló entre 12 y 38, con una media de 22,7 ganglios. En 14 (66,6%) pacientes no se evidenciaron metástasis ganglionares, mientras que 7 (33,3%) tuvieron afectación ganglionar. [45]

Nuestro trabajo demostró que a pesar de que el vaciamiento axilar en la mayoría de los casos fue insuficiente, la presencia de metástasis fue bien baja, lo que es vital para hablar acerca de sobrevida y de intervalo libre de enfermedad.

Aunque nuestro estudio no hace mucha referencia a esto, no podemos dejar de destacar, como influye este factor en el estadiamiento e incluso en la elección del tratamiento adyuvante posterior a la intervención quirúrgica, por lo que creemos que tenemos que mejorar en la técnica para realizar un adecuado vaciamiento axilar.

La quimioterapia adyuvante o postoperatoria está indicada en los casos de carcinoma de mama infiltrante completamente resecados, que cumplan criterios de alto riesgo de recidiva. En el tratamiento adyuvante el beneficio de la poliquimioterapia es superior al de la monoterapia. Además, esta eficacia es mayor en las mujeres más jóvenes (menores de 50 años), y aunque no hay datos claros, se cree que este beneficio probablemente se mantenga en las mujeres de mayor edad (mayores de 70 años). [46]

La radioterapia como complemento del tratamiento después de una mastectomía por cáncer de mama está indicada tradicionalmente en aquellas pacientes que se consideran de alto riesgo en cuanto a recidiva loco regional (cuatro o más ganglios axilares afectados y en tumores de más de 5 cm), parece estar en los últimos años un tanto desfasada. Sin embargo, en varios estudios que incluyen a unas 28.000 mujeres, se han hecho grupos con y sin radioterapia, demostrando que la supervivencia global no varía, porque las pacientes con radioterapia postmastectomía parece que tenían más problemas cardiológicos que llevaban a un aumento de la mortalidad por esta causa, disminuyéndola mortalidad por cáncer de mama. [47]

También está claro que las pacientes con ganglios axilares positivos que recibían radioterapia tenían una disminución significativa de las metástasis a distancia. Hay dos estudios daneses que demuestran que en mujeres premenopáusicas con ganglios axilares positivos la radioterapia, junto a la quimioterapia adyuvante, reduce la recidiva local y mejora la supervivencia global. [48]

En estos casos de quimioterapia, se puede asociar la radioterapia simultáneamente sin apenas problemas. Sin embargo, si se administran antraciclinas, no es aconsejable el empleo de radioterapia simultánea por su toxicidad. [48]

Un estudio del Dana-Farber Cancer Institute de Boston proporciona datos para usar la radioterapia al finalizar la quimioterapia en pacientes mastectomizadas, con lo que se obtiene una disminución de la tasa de recidivas locales. Se señala cómo en esas pacientes con 10 o más ganglios axilares invadidos, la radioterapia reduce drásticamente la recidiva loco regional (del 38% sin radioterapia al 13% con radioterapia) a los 5 años. Parece que también tiene influencia en la disminución de las metástasis a distancia. En resumen, parece que la radioterapia postmastectomía en pacientes premenopáusicas con cáncer de mama en estadio II y ganglios axilares positivos, sometidas a quimioterapia adyuvante, reduce la tasa de recidivas locales, sistémicas y aumenta la supervivencia. [49]

En el trabajo del INOR, sólo el 11 % no recibieron tratamiento con radiaciones ionizantes (RI) como complemento a la cirugía, debido a diferentes causas. De ellas 5 presentaron recaída de enfermedad (45 %), contra sólo el 20 % de las que recibieron el tratamiento con RI. [50]

En el trabajo del Hospital Julio Trigo de las 123 pacientes tratadas con cirugía conservadora, recibieron radioterapia adyuvante 112 y las tratadas con radical modificada 12, de estas 132 pacientes comenzaron antes de los 30 días y solo 2 tuvieron recaídas (8 %). [51]

Nuestro trabajo destaca al igual que los anteriores la importancia de la terapéutica adyuvante en este tipo de enfermedad, pero creemos que en algunos casos pudiera haber sido menos necesaria su uso de haber cumplido con algunos estándares en cuanto al tipo de tratamiento quirúrgico realizado, el número de ganglios extraídos y afectados, aspectos ya explicados anteriormente, por lo que se debe mejorar en estos aspectos.

No obstante, las evidencias sobre los beneficios del diagnóstico precoz del cáncer de mama en términos de reducción de mortalidad no son concluyentes y, además, deben considerarse otras repercusiones para evaluaciones futuras sobre el diagnóstico y el tratamiento, como la posibilidad de diagnosticar cánceres más pequeños, con menor afectación regional, o a distancia, menos infiltrantes, así como la mayor o menor agresividad.

CONCLUSIONES.

1. Las mujeres mayores de 40 años constituyeron las más afectadas con cáncer de mama, realizándose el diagnóstico en la mayoría de ellas en etapas tempranas a pesar del poco uso de la mamografía para ayudar en el mismo.

2. El carcinoma ductal infiltrante fue el tipo histológico más frecuente, realizándose la mastectomía radical modificada como tratamiento quirúrgico de elección, obteniéndose un vaciamiento axilar insuficiente.

3. A pesar de que la afectación ganglionar fue baja, se indicó en la mayoría de las pacientes la poliquimioterapia y la radioterapia para complementar el tratamiento.

RECOMENDACIONES.

1. Incrementar nuestra casuística y el tiempo de seguimiento de nuestra serie, con vistas a realizar estudios más profundos con el objetivo de obtener resultados más consistentes.

2. Implementar estrategias dirigidas a mejorar las posibilidades diagnósticas en nuestro centro para así brindar mejores servicios teniendo en cuenta la amenaza que representa el cáncer de mama para nuestra sociedad.

3. Continuar destacando la importancia del autoexamen de mama así como el cumplimiento de la pesquiza a través del uso de la mamografía.

REFERENCIAS BIBLIOGRÁFICAS.

1. Key TJ, Verkasato PK, Banks E. Epidemiology of breast cancer. The Lancet Oncology 2001; 2(3):1-18.
2. Zacca Peña E, Gran Álvarez M, Felipe Ramos A. Anuario estadístico de Cuba 2010; 31-2:51:81.
3. Armstrong K, Moye E, Williams S, Berlin JA, Reynolds EE. Screening mammography in women 40-49 years of age: a systematic review for the American College of Physicians. Ann Intern Med 2007; 146:516-526.
4. International Agency for Research on Cancer. GLOBOCAN 2002. [Consultado el 18 de octubre de 2008]. Disponible en: http://www-dep.iarc.fr/.
5. Gervás J, Pérez M, Los programas de prevención de cáncer de mama. Semergen. 2006; 32:31-5.
6. Edwards BK, Brown ML, Wingo PA, Howe HL, Ward E, Ries LAG, Schrag D, et al. Annual report to the nation on the status of cancer, 1975-2002, featuring population-based trends in cancer treatment. J Natl Cancer Inst 2005; 97: 1407-27.
7. Heron DE, Komarnicky LT, Hyslop T, et al. Bilateral breast carcinoma: risk factors and outcomes for patients with synchronous and metachronous disease. Cancer. 2000; 88 (12): 2739-50.
8. Zielinski SL. US cancer mortality continues decline but incidence rises slightly for women. J Natl Cancer Inst 2005; 97(19):1393-93.
9. Casadevall G I, Villavicencio C V, Castillo M I, Rojas I M, Castañeda M A. Cirugía conservadora y mastectomía radical modificada en el cáncer de mama de etapas I y II Rev Cub Cir.La Habana, abr.-jun. 2008; v.47 n.2.
10. Singletary SE. Rating the risk factors for breast cancer. Ann. Surg. 2003; 237:474-482.
11. Nissan A, Spira RM, Hamburger T et al. Clinical profile of breast cancer in Araba and Jewish women in the Jerusalem area. The Am J Surg 2004; 188:62-67.

12.Moss SM, Cuckle H, Evans A, Johns L, Waller M, Bobrow L, et al. Effect of mammographic screening from age 40 years on breast cancer mortality at 10 years' follow-up: a randomized controlled trial. Lancet 2006; 368:2053-2060.

13.Piñero A, Giménez J, Merck B, Vázquez C, Grupo de Expertos.Reunión de consenso sobre la biopsia selectiva del ganglio centinela en el cáncer de mama. Sociedad Española de Senología y Patología Mamaria. Rev Sen Patolog Mam. 2007; 20:16-20.

14.Jatoi I, Chen BE, Anderson WF, Rosenberg PS. Breast cancer mortality trends in the United States according to estrogen receptor status and age at diagnosis. J Clin Oncol 2007; 25(13):1683-1690.

15.Early Breast Cancer Trialists' Collaborative Group Effectsof chemotherapy and hormonal therapy for early breast cancer on recurrenceand 15-year survival: an overview of the randomised trials. Lancet. 2005; 365: 1687-717.

16.Simpson JF, Gray R, Dressler LG, et al. Prognostic value of histologic grade and proliferative activity in axillary node-positive breast cancer: results from the Eastern Cooperative Oncology Group Companion Study, EST 4189. J Clin Oncol. 2000; 18 (10): 2059-69.

17.Lim SE, Back M, Quek E, Lau P, Putti T, Wong J. Clinical observations from a breast cancer registry in asian women. World J Surg 2007; 31:1387-1392.

18.Khosravi S P, Perón I Y, García E S, Díaz M V, Espada M, Manga P G. Tratamiento adyuvante en el cáncer de mama operable. AN. MED. INTERNA (Madrid). 2008; 25 (1): 36-40.

19.Torres P, Guerra M, Galán Y, Gacía M, Lezcano M, Fernandez L. Incidencia y mortalidad por cáncer en la mujer cubana. Trienio 2000-2002 Instituto Nacional de Oncología y Radiobiología. Rev cub med. La Habana, jul- sep 2007: v.46 n.2.

20.Val Gil J M, López B M F, Rebollo L F J, Utrillas M A C, Minguillón S A. Cáncer de mama y mastectomía. Estado actual. Cir Esp 2001; 69: 56-64.

21.Naveiro J C, Peral C A, Flores Z L, Burón J. Cáncer de mama diagnosticado mediante un programa de detección precoz. ¿Difiere del diagnosticado en el marco asistencial habitual? Med Clin (Barc). 2007; 128(1):18-20.

22. Veronesi U, Cascinelli N, Mariani L, et al. Twenty–year follow-up of arandomized study comparing breast-conserving surgery with radical mastectomy for early breast cancer. N Engl J Med 2002; 347: 1227-32.

23. https://www.elsevier.es/es-revista-revista-senologia-patologia-mamaria--131-articulo-cirugia-conservadora-el-cancer-mama--S0214158217300221

24. Cirugía del cáncer de mama. Técnicas quirúrgicas de tratamiento y de reconstrucción, momento y tiempos de recuperación. Carlos Vázquez Albadalejo. Med. segur. trab. vol.62 supl.extra Madrid 2016. *versión On-line* ISSN 1989-7790*versión impresa* ISSN 0465-546X.

25. https://www.cancer.gov/espanol/tipos/seno/hoja-informativa-terapia-hormonal-seno.

26. Cleries R, Ribes J, Esteban L, Martinez JM, Borra JM. Time trends of breast cancer mortality in Spain during the period 1977–2001 and Bayesian approach for projections during 2002–2016. Ann Oncol 2006; 17:1783-1791.

27. Lyman GH, Giuliano AE, Somerfield MR, et al. American Society ofClinical Oncology guideline recommendations for sentinel lymphnode biopsy in early-stage breast cancer. J Clin Oncol. 2005; 23:7703-20.

28. Gotzsche PC, Nielsen M. Screening for breast cancer with mammography. Systematic Review] Cochrane Breast Cancer Group Cochrane Database of Systematic Reviews. 2008; 3: 314-321.

29. Fisher B, Anderson S, Bryant J, et al. Twenty–year follow-up of a randomizedtrial comparing total mastectomy, lumpectomy, and lumpectomyplus irradiation for the treatment of invasive breast cancer. N Engl JMed 2002; 347: 1233-41.

30. Chlebowski RT, Col N: Menopausal hormone therapy after breast cancer. Lancet. 2004; 363 (9407): 410-1.

31. Rodríguez A S, Capurso G M. Epidemiología del cáncer de mama Ginecol Obstet Mex 2006; 74:585-93

32. Informática Médica. Bioestadística 2007; Tomo 2. Cap. 8.4.2, 8.4.3, 9.12; p. 224: 257: 350-358.

33. Estadísticas de cáncer de los Estados Unidos, 2004. Rev Panam Salud Pública/Pan Am J Public Health 2004; 15(3):202-203.

34. Kosters JP, Gotzsche PC. Regular self-examination or clinical examination for early detection of breast cancer. [Systematic Review] Cochrane Breast Cancer Group Cochrane Data base of Systematic Reviews. 2007; 3: 203-215.

35. Peralta M O. Cáncer de mama en Chile. Datos epidemiológicos. . Rev. chil. obstet. ginecol. Santiago. 2002; v.67 n.6

36. Martinez G O, Uribe Z P, Hernandez M. Políticas públicas para la detección del cáncer de mama en México. Sal Pub Mex 2009; 51(2):S350-S360.

37. Gray JAM, Patnick J, Blanks RG. Maximising benefit and minimising harm of screening. BMJ 2008; 336; 480-483

38. Benítez F P, Dubé E D, Forte A A. Comportamiento del cáncer de mama en el municipio Consolación del Sur. Policlínico Docente 1ro. de Enero, Pinar del Río. Rev Cub Enf. La Habana, may- ago 2001; v.17 n.2.

39. Levi F, Luchini F, Negri E, La Vecchia C. Trends in mortality from major cancers in the European Union, including acceding countries, in 2004. Cancer 2004; 101: 2843-50.

40. Ganz PA, Greendale GA, Petersen L, et al.: Managing menopausal symptoms in breast cancer survivors: results of a randomized controlled trial. J Natl Cancer Inst. 2000; 92 (13): 1054-64.

41. Abente L G, Pollán M, Aragonés N, Pérez G B, Hernández B V, López V, Suárez B. Situación del cáncer en España: incidencia. Anales Sis San Navarra Pamplona. may-ago. 2004(2): v.27: http://dx.doi.org/10.4321/S1137-66272004000300001

42. Díaz S, Piñeros M, Sánchez O. Detección temprana del cáncer de mama: aspectos críticos para un programa de tamizaje organizado en Colombia. Rev Col Canc 2005;9(3):93-105

43. Khosravi P, Pérez Manga G. La relevancia clínica de la sobreexpresión de HER-2 en el cáncer de mama. An MED Interna 2006; 23: 103-4.

44. Mora D I, Sánchez R E. Estado actual de las pacientes con cáncer de mama en estadio I y II .Hospital General Docente "Julio Trigo López" .Rev Cub Obstet Ginecol. La Habana 2004; ene.-abr (1): 30.

45. Fernandez A, Vidal S. El ganglio centinela. Concepto y aplicaciones clínicas en neoplasias de mama y melanoma. Rev. Esp. Med. Nuc. 2000; 19(5): 371-387.

46. Casadevall G I, Villavicencio C V, Castillo M I, Rojas I M, Castañeda M A. Cirugía conservadora y mastectomía radical modificada en el cáncer de mama de etapas I y II. Rev Cub Cir.La Habana, abr.-jun. 2008; v.47 n.2.

47. Mora D I, Sánchez R E. Estado actual de las pacientes con cáncer de mama en estadio I y II .Hospital General Docente "Julio Trigo López" .Rev Cub Obstet Ginecol. La Habana 2004; ene.-abr (1): 30.

48. Piñero A, Gimenez J, Merck B, Vázquez C, Grupo de Expertos Reunión de Consenso sobre la Biopsia Selectiva del Ganglio Centinela en el Cáncer de Mama. Sociedad Española de Senología y Patología Mamaria Cir Esp. 2007; 82(3):146-9

49. Villanueva G A, Blanco R R, Collado M V, Ferreiro N, Pozuelocy N, Samaranch P. Tratamiento quirúrgico conservador del cáncer infiltrante de mama, en régimen de cirugía mayor ambulatoria. Cir Esp 2002;72(5):255-60

50. Mamounas EP, Bryant J, Lembersky B, et al. Paclitaxel after doxorubicinplus cyclophosphamide as adjuvant chemotherapy for node-positive breast cancer: results from NSABP B-28. J Clin Oncol 2005; 23: 3686-96.

51. La Vecchia C. Menopause, hormone therapy and breast cancer risk. European J Cancer Prevention 2003; 12:437-438.

52. Martin M, Pienkowski T, Mackey J, et al. Adjuvant docetaxel for node positive breast cancer. N Engl J Med. 2005; 352: 2302-13.

53. Moreno F L, Braojo P I, Sánchez V I, Díaz R R. Cirugía conservadora + radioterapia en el cáncer temprano de mama Instituto Nacional de Oncología y Radiobiología Rev Cub Onc 1998; 14(3):143-48

54. Mora D I, Sánchez R E. Estado actual de las pacientes con cáncer de mama en estadio I y II .Hospital General Docente "Julio Trigo López" .Rev Cub Obstet Ginecol. La Habana 2004; ene.-abr (1): 30.

ANEXOS.

Anexo 1: Planilla de recolección de datos.

Nombre y apellido: _______________

Edad: _________   HC: _______________

Edad: 18 a 40 años______   > 40 años______

Etapa clínica:

Complementarios indicados: USD: ______

                             Mx: _______

                             BAAF: ______

Cáncer de mama: Tipo histológico: ___________________

Tratamiento quirúrgico realizado: <u>Tipo:</u>

                             -<u>Cirugía conservadora:</u>

                             (Cuadrantectomía + vaciamiento axilar) ___

                             - Mastectomía radical modificada__

                             - Mastectomía simple___

Ganglios extraídos: < 10 ganglios___

                 > 10 ganglios___

Ganglios afectados: ___

Tratamiento postoperatorio realizado:

                             Médico (Tamoxifeno) ___

                             Radioterapia___

                             Quimioterapia___

Observaciones: __________________

Anexo 2: Consentimiento informado:

Nombre y apellidos: ____

Edad: ___________ HC: ____________

Descripción de los procedimientos propuestos:

El cáncer de mama es una enfermedad muy frecuente en la mujer, constituye la segunda causa de muerte hoy en día y a pesar de los esfuerzos por diagnosticarla precozmente, la morbilidad- mortalidad continúa alta, por eso si se diagnostica a tiempo permite un mejor tratamiento y seguimiento más adecuado, lo que por regla general conocemos e informamos de antemano. Para el diagnóstico, es importante la realización de exámenes complementarios y la intervención quirúrgica para remover de la lesión de la mama. En el momento de éste trabajo investigativo, las pacientes ya han sido operadas y la gran mayoría se encuentra en su período de recuperación, cumplimentando del tratamiento adyuvante, ó seguimiento en consulta externa. Por tal motivo, toda la información recogida ha sido bajo permiso de las pacientes previa información del estudio, con la finalidad de conocer los resultados del mismo.

Servicio que lo propone: Mastología

Médico que lo indica e informa: Dr. Carlos Michel López Rodríguez

Servicio que los realiza: Cirugía general

Se me ha informado suficientemente de la necesidad de este estudio. Me han aclarado las dudas que se me han presentado al escuchar y leer la información específica recibida. También sé que puedo negarme a la participación y que siempre puedo retractarme de la decisión que ahora tomé.

A todo esto, libremente (SI O NO) _________ LE DOY MI CONSENTIMIENTO.

Acepto que el estudio se lleve a cabo por los servicios indicados, sin limitaciones.

Lugar y fecha: ______ del mes de _______________ del año 20_____

Firmas: ___________ ________________ ______________ ___________

       Paciente   Médico que informa Representante legal   Testigo

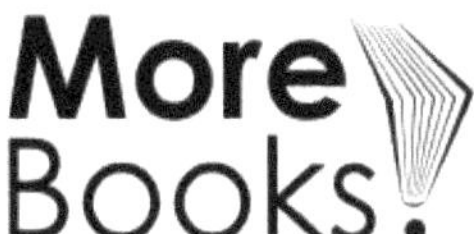

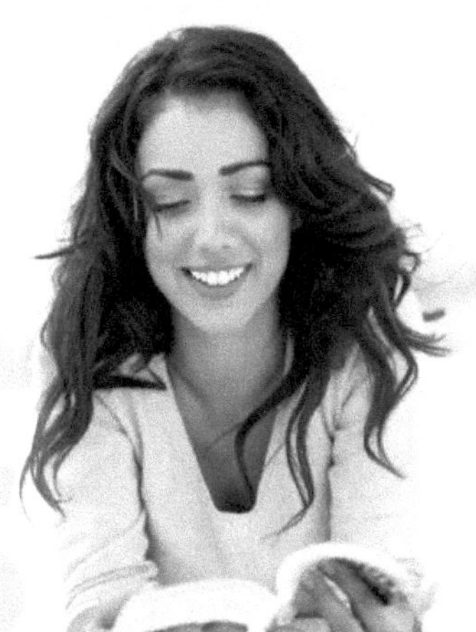

I want morebooks!

Buy your books fast and straightforward online - at one of world's fastest growing online book stores! Environmentally sound due to Print-on-Demand technologies.

Buy your books online at
www.morebooks.shop

¡Compre sus libros rápido y directo en internet, en una de las librerías en línea con mayor crecimiento en el mundo! Producción que protege el medio ambiente a través de las tecnologías de impresión bajo demanda.

Compre sus libros online en
www.morebooks.shop

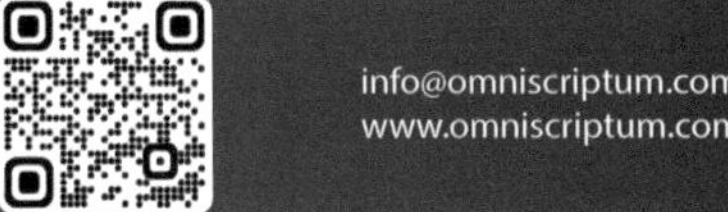

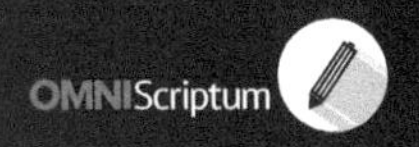

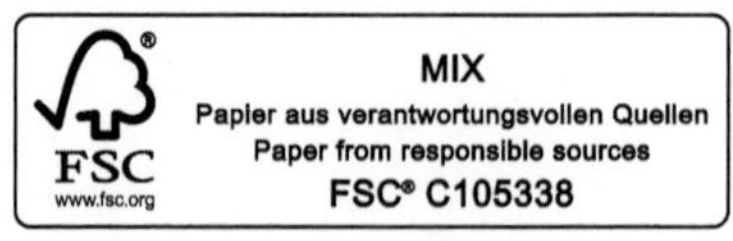

Printed by Books on Demand GmbH, Norderstedt / Germany